ÉPIDÉMIE

DE

PETITE VÉROLE

QUI A RÉGNÉ A CHELLES

DANS LES DERNIERS MOIS DE 1868

PAR

M. JOHANNET

DOCTEUR-MÉDECIN A CHELLES

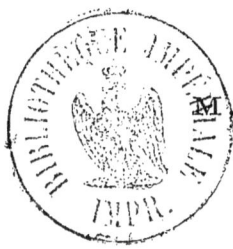

———

PARIS

J.-B. BAILLIÈRE ET FILS

LIBRAIRES DE L'ACADÉMIE IMPÉRIALE DE MÉDECINE
Rue Hautefeuille, 19.
—
1869

Imprimerie L. TOINON et C* à Saint-Germain.

ÉPIDÉMIE

DE

PETITE VÉROLE

QUI A RÉGNÉ A CHELLES

DANS LES DERNIERS MOIS DE 1868 [1]

PREMIÈRE PARTIE

Histoire de cette épidémie

CHAPITRE PREMIER

ORIGINE ET DÉBUTS DE L'ÉPIDÉMIE

Chelles est un village de deux mille habitants [2]. En moins de six mois plus de sept cents personnes viennent d'y être atteintes de la petite vérole. Voilà

[1]. On exposera d'abord l'histoire de cette épidémie, renvoyant à une deuxième partie tout ce qui est du domaine purement médical.

[2]. Chelles a de nombreux souvenirs historiques. Habité par les rois de la première race, il a possédé en outre une célèbre abbaye détruite en 1792, et dont il reste à peine aujourd'hui quelques vestiges. A voir sa situation dans le voisinage de plaines giboyeuses et sur la lisière des bois de Montfermeil et du Raincy, rien d'étonnant que Chelles ait servi de résidence d'été aux monarques che-

certes une épidémie d'une rare intensité, une de ces épidémies comme on en voyait autrefois, mais auxquelles nous ne sommes plus habitués depuis l'inappréciable bienfait de la vaccine.

Jusqu'au commencement de juillet, Chelles avait présenté un état sanitaire des plus satisfaisants.

Il y avait bien eu au printemps un certain nombre de fièvres intermittentes; mais ces fièvres avaient été peu tenaces et moins nombreuses que les années précédentes.

Il y a bien eu aussi, et à plusieurs reprises, de ces affections catarrhales, de ces bronchites particulières, encore assez mal connues et auxquelles on a donné le nom de grippe.

Du reste point de rougeoles, point de scarlatines, point de fièvres typhoïdes. L'angine couenneuse elle-même, cette maladie pour ainsi dire endémique à Chelles, l'angine couenneuse, dis-je, avait totalement disparu depuis assez longtemps.

Les chaleurs avaient bien amené avec elles leur cortége habituel de diarrhées. Somme toute, la

---

velus. Rien d'étonnant non plus que, assis au pied de sa montagne, qui l'abrite des vents du nord, avec ses vertes prairies et son encadrement de collines boisées et pittoresques, ce village ait été choisi par une reine pour y bâtir un monastère. Quel lieu pouvait mieux convenir à une pieuse retraite que cette douce et fraîche vallée de la Marne? Le fait est qu'aujourd'hui, station de chemin de fer, à 20 kilomètres de la capitale, Chelles est une des plus délicieuses campagnes des environs de Paris.

constitution médicale de Chelles, lors de l'apparition de la petite vérole, s'annonçait des meilleures.

Pour retrouver les traces d'une épidémie variolique ayant sévi antérieurement à Chelles, il faut remonter jusqu'en 1846, ou plutôt jusqu'en 1808. Car en l'année 1846, l'épidémie fut peu générale et de peu de durée. C'est donc une période de soixante ans, sans que la variole ait fait sentir son influence sur une population de deux mille âmes. Quelle terre fut jamais mieux reposée et plus apte à recevoir une semence nouvelle !

Médecin à Chelles depuis seize ans, cinq fois seulement, durant ce laps de temps, nous vîmes la petite vérole faire de brusques apparitions dans cette localité. Chaque fois nous fûmes assez heureux pour arrêter le mal à son début et l'empêcher de devenir épidémique [1]. Pourquoi cette année n'avons-nous pas eu le même bonheur? Notre zèle se serait-il ralenti, ou bien s'est-il rencontré un ensemble de circonstances telles que tous les efforts du médecin devaient nécessairement rester impuissants? Pour en juger il faut savoir quels furent les débuts et l'invasion de cette épidémie.

1. En 1860, pour avoir arrêté une épidémie variolique imminente, on nous fit décerner une récompense honorifique nullement sollicitée, mais les discours prononcés à la séance du Corps législatif du 23 novembre 1863 ont tari pour nous cette source de faveurs et fait même que tous nos traitements sont aujourd'hui complétement supprimés.

Le 10 juillet, par une température fort élevée (25 à 28° au-dessus de zéro) éclatait le premier cas de petite vérole qui a amené l'épidémie de 1868.

Cette première variole se manifestait sur un sujet de douze ans, une petite mendiante n'ayant jamais été vaccinée.

C'était au centre du quartier le plus pauvre et le plus populeux; c'était dans une chambre mal aérée, ne recevant de jour que par une ouverture en tabatière, laissant tomber d'aplomb les rayons d'un soleil tropical.

Dans cette chambre sans meubles, sans linge, habitent trois femmes, couchant sur un peu de paille.

La misère, la chaleur, la malpropreté, fut-il jamais de plus fâcheuses conditions pour une petite vérole! Aussi la maladie s'annonce tout d'abord sous sa forme la plus grave : elle est confluente, elle débute avec tout son cortége de symptômes alarmants.

Sitôt la maladie diagnostiquée, dès le 13 juillet, quelle fut la première pensée du médecin? Qu'il faudrait pouvoir envoyer cette petite malade sur un hôpital quelconque.

Autrefois la chose eût été facile. Les hôpitaux de Paris recevaient tous nos malades, mais l'administration des hospices de la Seine s'est lassée, et aujourd'hui dans nos campagnes rien de plus difficile que de faire entrer un malade pauvre dans un hôpital.

S'il existe un hôpital au chef-lieu de canton, la porte en reste fermée pour tous ceux qui n'ont pas le bonheur d'y avoir leur domicile.

Il y a bien parfois quelques exceptions, si un chef d'atelier, un patron, reconnu solvable, s'engage à payer les frais de séjour pour son ouvrier.

Quelquefois aussi, mais bien rarement, les bons amis de M. le maire obtiennent pour leur protégé une semblable faveur.

A la préfecture et au chef-lieu d'arrondissement, même difficulté. D'ailleurs comment transporter des malades à d'aussi grandes distances? Il faut être riche pour de tels voyages.

En plein XIXe siècle, sous un gouvernement qui fait tant pour soulager les classes nécessiteuses, est-ce croyable que les indigents de nos campagnes n'aient pas même la ressource d'aller mourir dans un lit d'hôpital !

Il y a plus d'un vice dans l'organisation du service médical pour les pauvres des campagnes ; mais cette difficulté d'envoyer un malade pauvre à l'hôpital, voilà surtout une lacune qu'il importe de combler !

Où donc cette enfant atteinte la première de la petite vérole avait-elle contracté sa maladie? Car dans l'état actuel de la science tous les médecins sont d'accord sur ce point que dans notre climat, la variole ne naît jamais spontanément, mais que,

maladie essentiellement contagieuse, elle se gagne
et se transmet avec la plus grande facilité.

Dix jours avant les premiers symptômes de sa
maladie, cette petite fille, en compagnie de sa sœur
et de sa mère, faisait un voyage de mendicité (ces
trois femmes sont mendiantes de profession); et
l'on s'était trouvé en rapport avec une autre famille de mendiants nomades. Or, dans cette réunion de compatriotes et d'amis, il y avait un individu qui sortait de l'hôpital de Meaux, et cet
individu venait d'avoir la petite vérole.

Si ce varioleux, si ce pestiféré, la cause de tout le
mal, eût été retenu plus longtemps dans les salles
de l'hôpital de Meaux, l'épidémie de Chelles n'aurait
pas eu lieu et de cette façon bien des malheurs auraient été évités.

Il y a déjà quatorze jours que ces trois femmes se
sont trouvées exposées à la contagion. La plus jeune
seule est atteinte. Serait-il temps encore de préserver les deux autres ?

Il est toujours bon de le tenter.

En apprenant que la plus jeune de ses filles est
atteinte de la petite vérole, et qu'il est possible,
probable même, que son autre fille n'échappera pas
à la contagion, cette mère, qui le croirait... ne té-
moigne aucune crainte; au contraire, on dirait
qu'elle éprouve une sorte de contentement mons-
trueux : « Elles seront grêlées, dit-elle, eh bien!

» soit ; ce sera un trait de plus de ressemblance » entre elles et leur mère. » (Il faut dire que cette femme, porte, empreintes sur le visage, d'affreuses cicatrices d'une variole ancienne.)

Comment parler maintenant de vaccine devant cette femme ? Et pourtant il y a là une jeune fille de seize ans, qui elle non plus n'a pas été vaccinée...

Peut-être n'a-t-elle pas bu à la source où s'est empoisonnée sa sœur ! Peut-être serait-il encore possible de la préserver !

Le médecin emploie tous les moyens de persuasion. Mais la jeune fille elle-même refuse de se soumettre à l'opération : « Il n'arrive jamais, dit-elle, que ce qui doit arriver. »

Sept jours après cette réponse, elle était prise à son tour de fièvre intense, céphalalgie, douleur lombaire, etc., etc.

C'était le deuxième cas de petite vérole se manifestant dans Chelles. (Voir deuxième partie, observations.)

Cette fois, qui accuser de ce nouvel empoisonnement ? Toujours le compatriote lors de la visite commune, vingt et un jours auparavant ?

Mais l'incubation aurait été bien longue.

La sœur aurait-elle transmis la contagion à sa sœur ?

Mais l'incubation aurait été bien courte (cette

première variole n'ayant que onze jours d'avance sur la seconde.)

Le médecin était bien un peu dérouté, mais plus tard il apprend que, neuf jours avant les prodromes de cette seconde petite vérole, le compatriote est venu rendre visite à ces trois femmes; il a passé tout uu jour avec elles, il a même couché.

Dès lors plus d'embarras, c'est ce jour-là qu'a eu lieu cette seconde infection.

Peut-être pourrait-on dire encore que la première visite fut la cause préparante, la deuxième la cause efficiente, enfin la maladie de sa jeune sœur la cause aggravante. C'est un point d'étiologie sur lequel nous nous proposons de revenir dans la suite.

Cette deuxième variole eut une issue funeste. Atteinte le 21 juillet, la malade succombait le 9 août, après dix-neuf jours d'une longue maladie.

Déjà plusieurs jours avant la mort, la peau s'en allant par lambeaux, tout le corps n'était plus qu'une plaie saignante; et de cette malheureuse s'exhalait une odeur tellement repoussante que, vivante, on n'osait l'approcher; morte, on dut l'enterrer précipitamment.

Il est dès lors aisé de comprendre quelle traînée pestilentielle marqua le passage d'une mort si dangereuse, et quelle puissance d'infection dut acquérir un semblable foyer épidémique!

Toutes les personnes de cette maison avaient déjà

plus ou moins ressenti l'influence d'un tel voisinage. Deux jeunes gens entr'autres avaient présenté une petite vérole confluente. Mais vaccinés dans l'enfance, la maladie revêtit pour eux cette forme modifiée, sans fièvre secondaire, à laquelle on a donné le nom de varioloïde.

CHAPITRE II

L'ÉPIDÉMIE SUIT UNE MARCHE TOUJOURS CROISSANTE

A la date du 15 août, la petite vérole n'avait encore été observée que dans cette seule maison. Elle commença alors à se montrer dans les habitations contiguës.

En peu de jours, à droite, à gauche, et plus particulièrement au midi, dans une cour que le foyer épidémique domine par des jours directs et plongeants, huit familles nombreuses étaient atteintes.

Dans ces familles se trouve encore un grand nombre de sujets n'ayant jamais été vaccinés. C'est dire que sur ce terrain de prédilection, la variole sévira avec une force et une rapidité extraordinaires.

Lorsqu'on engage ces malheureux à recourir au préservatif, voyez, disent-ils, si les deux voisins de la mendiante, quoique vaccinés, n'ont pas eu la maladie.

Quelques-uns cependant se laissent convaincre, et échappent à la contagion.

Les recommandations si expresses du médecin, qui va sans cesse répétant qu'on ne doit pas venir inutilement auprès des varioleux, n'ont pu être négligées.

Il ne s'est établi aucune communication entre les personnes nouvellement atteintes et celles de la maison primitivement infectée.

C'est, du moins, ce qu'il est permis d'affirmer pour ceux qui demeurent dans la cour, au midi : les habitations sont complétement séparées et distinctes ; on y arrive même par deux rues différentes.

S'il n'y a pas eu de relation de voisinage, de contact immédiat, c'est donc l'atmosphère seule qui s'est chargée de transporter le ferment variolique.

En considérant la situation respective des diverses ouvertures par où la maladie a passé d'une fenêtre à l'autre, on est amené, presque malgré soi, à penser à d'innombrables vésicules, semblables à des bulles de savon, que l'on aurait fait partir d'une fenêtre, et que l'air se serait chargé de transporter de tous côtés.

C'est au microscope à dire ce qu'il y aurait de vrai dans une semblable théorie, et si le virus variolique peut voyager sous la forme d'une vésicule pesante et dilatable sous l'action de la chaleur, ou si, molécule solide, poussière excessivement ténue, l'air l'emporte par une action purement mécanique.

Toujours est-il que l'ordre de succession des cas

de petite vérole observée à ce moment semble établir que, un foyer variolique étant donné, et toutes choses étant égales d'ailleurs : 1° une proximité plus grande; 2° une direction de haut en bas; 3° une exposition au midi seront les conditions les plus favorables à la transmission épidémique.

En d'autres termes la contagion sera plus active sur un point moins éloigné, inférieurement placé, et si la température est plus élevée.

Une foule d'observations faites durant le cours de cette épidémie sont venues confirmer cette manière de voir.

Au commencement de septembre on avait déjà constaté une cinquantaine de cas de petite vérole, et tous les jours l'épidémie gagnait du terrain, semblable à un incendie qui s'étend de proche en proche, et devient de plus en plus difficile à éteindre à mesure qu'il grandit.

Cependant le fléau n'a encore frappé que sur un seul quartier, sur un seul groupe de maisons assez bien circonscrit.

Des mesures énergiques auraient pu peut-être encore enrayer le mal et l'empêcher de s'étendre plus loin.

Rien ne fut entrepris.

Le médecin commence bien à vacciner; mais en ce moment, peu de personnes encore cèdent à ses conseils. Ces vaccinations isolées n'ont que peu d'effet.

C'est sur une grande échelle qu'il faudrait les pratiquer : une vaccination générale pourrait seule sauver le pays. On aurait dû la conseiller, l'encourager, la favoriser par tous les moyens; on se plaît au contraire à remarquer quelques insuccès plus apparents que réels.

Voici dans quels cas la vaccine s'est montrée impuissante, cas d'ailleurs assez rares :

Dès que la petite vérole avait fait son entrée dans une famille, dès qu'il l'avait reconnue ou seulement soupçonnée, le médecin donnait à toutes les personnes de cette maison et aussi à toutes celles qui pouvaient être obligées d'y venir, le conseil de se faire vacciner si elles ne l'avaient jamais été, ou de se faire revacciner si déjà cette opération remontait à plus de dix ans.

Même à la fin de l'épidémie, ayant remarqué que la force préservatrice de la vaccine, s'usant pour ainsi dire chaque jour au frottement de la variole, allait perdant de plus en plus de sa durée, on dut conseiller la revaccination après sept à huit ans d'une première inoculation.

Cette pratique a rencontré quelques échecs, et c'est ce qui a fait dire à certaines personnes peu intelligentes qu'il y avait eu des cas de petite vérole par suite de revaccinations.

Mais la petite vérole existe en nous un temps plus ou moins long avant de se traduire par aucun symp-

tôme. C'est ce qu'on appelle la période d'incubation.

Or la même cause qui avait agi sur un membre
de la famille avait évidemment pu agir aussi sur un
autre placé absolument dans les mêmes conditions.

Chez le premier la maladie était déjà à la période
d'invasion ou même d'éruption qu'elle n'était encore
chez le second qu'à l'état d'incubation.

Qu'arrivait-il si l'on venait à vacciner cet individu
déjà empoisonné ?

Le vaccin activait généralement la production de
la maladie, et vaccine et variole se développaient simultanément ou presque simultanément.

De là reproche à la vaccine de produire la petite
vérole. Mais quoi de plus injuste et de plus illo-
gique !

Tout à l'heure des chiffres établiront dans quelle
proportion insignifiante se sont montrés ces prétendus insuccès et l'on verra si la pratique du médecin
était bonne ou doit être rejetée !

En juillet il y avait eu six cas de petite vérole. En
août on en avait vu une cinquantaine. Septembre en
produisit trois fois plus.

Déjà deux cents malades et l'épidémie suit une
marche toujours croissante.

De toutes parts s'étaient allumés de nouveaux
foyers pestilentiels :

Des parents, des amis venus auprès des personnes

atteintes avaient emporté le mal dans différents quartiers éloignés et l'avaient communiqué à leur famille, à leurs voisins.

D'un autre côté les convalescents sortent et promènent la peste par les rues.

Le lavoir public devient lui aussi une source d'infection :

Non-seulement les laveuses y contractent la maladie en approchant ou en touchant le linge des varioleux; mais cette même eau, qui n'est que rarement renouvelée et dans laquelle on trempe constamment des linges imprégnés d'un pus funeste, devient en peu de temps un bain saturé de contagion.

Prise à cette fontaine, soigneusement pliée, empaquetée, la petite vérole sortira hebdomadairement de l'armoire pour être distribuée à la famille.

Dès lors plus d'espoir d'échapper à un ennemi qui va, vient et nous enveloppe de toutes parts.

Ces malades guéris, mais encore dangereux, dira-t-on qu'il faut les empêcher de sortir, les mettre dans l'impossibilité de nuire aux autres?

Ce qui n'a pas été fait alors qu'ils étaient encore peu nombreux, comment le faire maintenant qu'on les compte par centaines?

D'ailleurs il faudrait pouvoir préciser d'une manière certaine à quelle époque ils cessent d'être dangereux.

Rien de plus embarrassant.

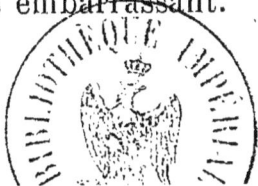

2

Voici pourtant ce qui a été fait et peut, jusqu'à un certain point, servir de règle de conduite.

A deux kilomètres de Chelles, sur les bords de la Marne se trouve un moulin, une fabrique de vermicelle. Quelques ouvriers de cette usine ayant leur ménage à Chelles y contractent la petite vérole. Guéris, ils désirent reprendre leur travail. Mais le chef de l'établissement, homme prudent et éclairé, refuse de les admettre tant qu'ils n'auront pas fourni un certificat du médecin attestant que leur présence est sans danger pour les autres.

La maladie a revêtu la forme varioloïde; elle n'a duré que quinze jours; ajoutez quinze autres jours pour la convalescence : au bout du mois ils viennent demander l'attestation que l'on exige.

Il existe bien encore des taches livides, mais la dessiccation paraît complète. Le médecin peut-il en conscience accorder le certificat? Il ne le pense pas.

Ces personnes devront encore attendre quinze jours, prendre un bain chaque semaine. Alors seulement le certificat leur sera accordé.

Quatre fois après la même précaution et au bout du même temps, six semaines, toujours lorsqu'il ne s'agissait que d'une varioloïde, le même certificat a été délivré; et dans cette fabrique il ne s'est montré aucun cas de petite vérole, bien qu'il y ait là quatorze personnes qui n'ont pas été revaccinées.

Qu'ailleurs la négligence de cette sage précaution

ait causé des malheurs, cela devait être. Le prouver paraît superflu.

Un seul fait cependant comme corollaire à cette démonstration :

Il existe à Chelles trois écoles, savoir : 1° l'école communale des garçons ; 2° celle des filles ; 3° une maison religieuse, dirigée par les Augustines de Meaux.

Dès les premiers jours d'août, aussitôt que la petite vérole prend un caractère épidémique, l'instituteur et l'institutrice, de leur propre mouvement, passent en revue les bras de leurs élèves, et s'ils ne trouvent pas la cicatrice vaccinale, l'enfant restera chez lui jusqu'à ce qu'il ait apporté un certificat de vaccine.

Rien de semblable chez nos bonnes Sœurs.

Que va-t-il arriver ? On le devine.

Dans les écoles de la commune, on ne verra aucune petite vérole.

Chez les Sœurs, au contraire, plusieurs enfants périront, et une dizaine seront à jamais marquées d'horribles cicatrices.

Ce n'est pas tout.

Croyez-vous que les bonnes Sœurs demanderont un certificat du médecin pour savoir à quel moment ces malheureuses défigurées pourront sans danger rentrer à la classe ou dans la salle d'asile ?

Nullement.

A quoi bon un certificat? Est-ce que les Sœurs ne possèdent pas les secrets de la médecine? Leur robe noire n'a-t-elle pas même quelque chose de bien plus infaillible qu'une robe de docteur?

Qu'arrive-t-il encore?

Quatre petites filles de six à huit ans, vivant constamment dans une atmosphère pestilentielle, sont prises, quoique vaccinées, trois d'une varioloïde grave, et la quatrième, chose inouïe!... d'une véritable variole confluente qui met sa vie en danger et laisse après elle des cicatrices indélébiles.

Presque tous les enfants de cette école, même les plus jeunes, ont offert des traces de varicelles.

CHAPITRE III

L'ÉPIDÉMIE A SON PLUS HAUT DEGRÉ D'INTENSITÉ

A la fin de septembre, on voyait déjà chaque jour une moyenne de sept à huit nouveaux malades. En octobre le chiffre s'élève à dix et douze. Un jour même il se produit seize cas nouveaux.

L'épidémie est alors à son plus haut degré d'intensité. C'est le 21 octobre.

C'est aussi le moment où il se produit le plus de revaccinations.

Déjà depuis quelque temps le camphre, l'ail et les amulettes de toutes sortes avaient singulièrement perdu de leur crédit; par contre la vaccine montait en faveur et inspirait de plus en plus de confiance.

En quelques semaines, on ne vaccine pas moins de huit cents individus.

Les femmes, la jeunesse avaient commencé. A présent les hommes eux-mêmes viennent en foule demander le préservatif. En vain quelques esprits forts rient en les voyant passer, en vain de doctes personnages osent encore prétendre qu'il y a des petites véroles par suite de la vaccination. On brave les sarcasmes des uns et l'on raille la science des autres.

On finissait enfin par comprendre qu'il n'y avait plus d'espoir, plus de salut que dans la vaccine.

Comment en effet échapper à cette contagion, partout visible et palpable? Dans les rues elle vous coudoie; elle entre avec vous dans les lieux publics, elle monte à côté de vous en voiture. A l'église, elle s'agenouille auprès de vous. L'enfant la trouve à l'école, l'ouvrier, à l'atelier. Le marchand la voit venir à son comptoir ou la sert lui-même à sa pratique. Le mari la transmet à sa femme; la mère la fait teter à son nouveau-né.

C'est toujours une grande préoccupation pour beaucoup de familles que la provenance du vaccin. Il y a, sous ce rapport, des craintes, qui, pour être exagérées, n'en sont pas moins respectables et avec lesquelles il faut compter.

On satisfera à toutes les exigences en vaccinant préalablement une génisse, qui fournira ensuite un vaccin réputé bien préférable.

C'est ce qui a été fait.

Mais à présent, on ne s'occupe plus de savoir d'où vient le vaccin. Tous les vaccins sont bons. Être vacciné et l'être au plus vite, tout est là. Pourvu qu'on échappe à la petite vérole, peu importe ce qui pourra arriver dans la suite!

Existe-t-il en effet une autre maladie plus effroyable?

Longue, douloureuse, terrible dans ses effets, la petite vérole laisse après elle des traces hideuses.

Cette jeune fille qui passe, elle était citée il y a quelques semaines parmi les plus belles : sa fraî-cheur, la régularité de ses traits forçaient à l'admiration; sa beauté faisait l'orgueil de sa mère.

Aujourd'hui, marquée de l'horrible empreinte, défigurée, méconnaissable, elle n'excite sur son passage qu'un pénible sentiment mêlé de crainte et de compassion.

Ceux qui succombent dans une période avancée, objets d'horreur et de dégoût, meurent sans le dernier adieu d'un parent, d'un ami.

La mère elle-même se recule de son enfant et lui refuse le dernier baiser.

La petite vérole produit encore d'étranges actes de folie dont on pourrait multiplier les exemples.

En voici deux des plus remarquables :

Un débardeur qui habite les bords de la Marne, dans le délire de la fièvre, court à son bateau, le détache et fait en chemise sur la rivière une promenade extravagante, qui glace d'effroi tous les assistants.

Une jeune fille de seize ans, également poursuivie

d'hallucinations étranges, profite d'un moment où
sa garde est endormie, se lève sans bruit, se dirige
vers le cimetière, et, fantôme effrayant, court la
nuit au milieu des tombeaux; de là toujours courant,
elle traverse le village et arrive chez un parent qu'é-
veillent ses cris d'épouvante.

On réchauffe avec peine cette malheureuse, on la
reporte dans son lit. Mais témoin de cette scène,
l'oncle de cette jeune fille contractera bientôt la contagion. La maladie prendra chez lui une gravité
qu'un tel saisissement explique.

La nièce guérit; l'oncle mourut.

L'épidémie de Chelles devait avoir aussi son épi-
sode d'horreur :

Dans l'éruption d'une petite vérole une femme ac-
couche seule, abandonnée; elle passe un lacet au cou
du nouveau-né.

Ainsi mourut cet enfant, étranglé par sa mère!

La malheureuse, innocente ou coupable, Dieu
seul le sait!... n'échappera aux dangers d'une mort
imminente que pour tomber sur les bancs d'une cour
d'assises!

On peut dès lors se faire une idée de l'horreur et
de l'épouvante d'un village témoin de tels actes.

Chelles est saisi d'une panique générale.

La tristesse, l'inquiétude, la crainte sont peintes
sur tous les visages.

La cloche qui tinte, l'enterrement qui passe donnent le frisson.

La peur, qui montre les objets sous un verre grossissant, vient comme toujours exagérer des malheurs déjà trop réels :

Celui que la maladie privera d'un œil est déclaré aveugle.

Plusieurs sont aujourd'hui pleins de santé qui ont passé pour morts.

La peur aussi porte l'homme à la prière : c'est la suprême ressource du malheur.

A cette calamité il faut des prières publiques ; l'Église les ordonne à ses fidèles.

On fait une neuvaine pour éloigner le fléau ; on parle aussi d'une procession où l'on fera sortir les châsses des saints.

Presque tous ceux qui ont leur maison de ville à Paris se sauvent précipitamment.

CHAPITRE IV

MARCHE DÉCROISSANTE ET FIN DE L'ÉPIDÉMIE

Cependant dès les premiers jours de novembre, l'épidémie, grâce aux nombreuses revaccinations, entrait dans une période franchement décroissante.

Il n'y aura guère que cent cinquante nouveaux malades durant ce mois, tandis qu'octobre en a fourni au moins le double.

Certaines personnes ont parlé d'une sorte de recrudescence. Nous n'avons rien vu de tel.

Tout dans cette épidémie a été régulier; les variations atmosphériques ne nous ont paru avoir aucune influence sur sa marche d'abord régulièrement ascendante, maintenant régulièrement descendante.

S'il y a eu quelque recrudescence, elle n'a été que dans la misère.

En effet, plus éprouvée que les autres, la classe indigente a fourni le plus grand nombre des malades.

La misère, de jour en jour plus navrante, prend

surtout un caractère effrayant à l'approche de
l'hiver.

C'est alors que, à bout de ressources et de moyens,
la digne présidente de l'Œuvre de charité des Dames
de Chelles s'adresse au préfet, le priant de venir au
secours de ses pauvres.

C'était la première fois que l'administration enten-
dait parler qu'une épidémie de petite vérole sévissait
à Chelles. Aussitôt arrive le médecin des épidémies.
C'est en novembre. La maladie a très-sensiblement
diminué. Presque toute la population se trouve, ou
atteinte, ou à l'abri par la revaccination. C'est le
combat finissant faute de combattants.

Les secours demandés ne se font pas non plus
longtemps attendre.

La moitié de ces fonds tombe dans la caisse du
Bureau de bienfaisance pour recevoir une destina-
tion inconnue. Le Bureau de bienfaisance de Chelles
craint sans doute la louange, que personne ne connaît ses dons !

L'autre moitié vient à l'Œuvre de charité. Cet
argent est aussitôt converti en bons de pain et de
viande.

Ces nouvelles ressources seront portées à domicile par une Sœur de charité, sainte fille dont le dé-
vouement dans cette épidémie s'est montré au-dessus
de tout éloge. Nouvelle preuve que la charité chré-
tienne est capable de faire entreprendre ce que

nulle considération humaine ne pourrait inspirer !

Cependant, à mesure que l'épidémie diminue, la confiance renaît, les craintes et les malheurs passés s'oublient.

A la fin de novembre, les cas nouveaux sont descendus à deux ou trois par jour. Encore se montrent-ils bénins, à moins toutefois qu'ils ne se déclarent sur de nouveaux arrivants.

Si les habitants de Chelles peuvent maintenant séjourner sans danger au milieu de ce foyer encore mal éteint, il n'en est pas de même pour les étrangers. Malheur à celui que ses affaires appellent parmi nous : il emportera avec lui un germe funeste.

C'est ainsi que, prise à Chelles et emportée par des ouvriers, par des employés du chemin de fer, la petite vérole se répand dans toutes les communes environnantes.

On la retrouve à Courtry, Lepin, Villevandé, Anet, Chalifert, Dampmart, Brou, Guermantes, Champs, Gournay, Gagny.

Dans ces localités elle fera de moindres ravages. Elle ne débutera pas, comme à Chelles, par une chaleur de 28°. Elle ne tombera pas tout d'abord sur une série de sujets non vaccinés. Là on croira à la vaccine, et les personnes exposées au poison accepteront le contre-poison. Là on aura soin d'éviter de

tremper son linge dans un bain saturé de virus variolique.

Dans toutes ces communes nous pourrions néan-
moins citer de nombreuses victimes.

Voici un exemple entre dix :

Au milieu d'une fête pleine d'entrain et de gaieté,
dans une noce qui avait lieu à Chelles, le père et le
grand-père du marié contractent la petite vérole et
s'en vont l'un et l'autre mourir quelque temps après
à Chalifert, etc.

En décembre la marche décroissante de la maladie
est encore plus sensible.

Les cas continuent aussi à se montrer de moins en
moins graves : c'est presque toujours une varioloïde
discrète. C'est souvent aussi une varicelle, une de
ces formes embarrassantes que certains auteurs re-
fusent de classer parmi les variétés de la petite
vérole, et qui pourtant dérivent bien évidemment
d'un même virus. Ce n'est plus la petite vérole dans
la plénitude de sa force, mais on retrouve encore là
le dernier effort, la dernière expression d'une maladie
arrêtée dans son développement.

De temps à autre, encore un cas grave ; c'est la
fusillade affaiblie d'un ennemi en déroute qui couvre
sa retraite de quelques coups isolés.

Nous pouvons, dès à présent, nous considérer
comme arrivés à la fin de cette épidémie.

Ce qui semble bien le prouver, c'est la réapparition d'une foule d'affections depuis longtemps disparues.

Depuis l'invasion de cette puissante maladie, elle seule se montrait à l'observation du médecin : toutes les autres s'étaient comme effacées pour lui faire place.

Durant l'été, on n'a pas eu de ces péripneumonies si fréquentes, dues aux sueurs rentrées, point de ces coliques, de ces diarrhées qu'occasionne l'excessive quantité de boissons.

Les enfants n'ont pas eu, en septembre, de ces gastro-entérites, qui en font périr annuellement un si grand nombre.

L'automne s'est passé sans fièvres intermittentes ; nulle trace de rhumes, grippes, etc., etc. C'était la petite vérole, toujours la petite vérole, et rien que la petite vérole.

Mais à présent, voici que les choses commencent à rentrer dans l'ordre ordinaire.

Avec le solstice d'hiver reviennent grippes, bronchites, maux de gorge. Voici même des affections bien autrement sérieuses : des congestions séreuses et sanguines ; des inflammations franches : pneumonies, rhumatismes articulaires, etc.

L'épidémie avait un instant troublé le cortége morbide des saisons ; l'épidémie disparaissant, toutes les maladies s'empressent de reprendre leur place accoutumée.

Par le rapide exposé qui vient d'être fait, on connaît maintenant les traits les plus saillants de cette épidémie.

Débutant sur une population que la variole n'a pas visitée depuis longtemps, et au milieu des conditions les plus fâcheuses de température, de logements et d'individus, elle se montre tout d'abord dans toute sa force contagieuse.

Un instant localisée et circonscrite, elle devient promptement générale.

Par une marche toujours croissante, elle arrive, en quelques semaines, à son plus haut degré d'intensité.

Lorsqu'elle n'a encore atteint qu'à peine la moitié des victimes qu'elle se destine, un grand nombre de revaccinations viennent tout à coup l'arrêter dans son œuvre de destruction,

Si, à la fin, elle présente un plus grand nombre de formes bénignes, ce n'est pas qu'elle ait perdu de sa force première, à preuve ses effets sur les nouveaux arrivants; mais, frappant à ce moment sur des individus récemment arrivés à la limite de l'immunité, elle porte des coups que la résistance vaccinale peut encore atténuer. On établira, dans la deuxième partie, que la durée de cette résistance va s'affaiblissant à mesure que l'on séjourne plus longtemps dans un foyer variolique.

Le simple enchaînement des faits exposés nous a

fait voir également quelle terrible responsabilité assument sur elles certaines personnes, lorsque la petite vérole vient à s'abattre sur une localité.

On ne saurait trop revenir sur un pareil sujet.

Résumons donc aussi la part des devoirs imposés à chacun.

1° Les hôpitaux devraient garder plus longtemps leurs varioleux.

N'est-il pas coupable de livrer à la circulation des individus qui peuvent désoler un pays et ravager toute une contrée !

2° Le médecin, dès l'apparition de la petite vérole, cherchera à limiter le mal à un seul individu, à une seule famille, à une seule maison.

Pour cela vacciner, revacciner tout ce qui approche ce premier foyer.

Recommander aux personnes qui se trouvent au sein de la contagion de se mêler le moins possible aux autres.

Si la maladie débute au milieu des chaleurs (ce qui obligera toujours à tenir les fenêtres ouvertes), faire tendre des draps mouillés devant ces fenêtres.

Exiger de fréquents arrosages dans les pièces infectées.

Ces précautions, surtout utiles à la période de dessiccation, devront être continuées assez longtemps[1].

---

1. Nous regrettons bien que cette idée, qui n'a encore été émise nulle part que nous sachions, ne nous soit pas venue plus tôt. Au-

Obliger les malades à rester chez eux longtemps après la guérison.

Si, après six semaines, lorsque la maladie avait présenté la forme varioloïde, on a pu impunément laisser des varioleux se mêler aux autres ouvriers d'une usine, il n'y a pas de doute que ce temps ne suffirait plus pour certaines varioles graves, où les croûtes, plus adhérentes à la peau, doivent prolonger la durée contagieuse.

Prescrire aux convalescents plusieurs bains, afin de hâter le départ d'une foule de particules épidermiques.

Pour que toutes ces prescriptions soient exécutées, le médecin n'hésitera pas à mettre exclusivement en avant l'intérêt du malade : toujours l'égoïsme rendra docile, alors que bien souvent la raison d'humanité ne serait pas écoutée.

3°.L'autorité locale, contrairement à ce qui a lieu à Chelles, devra toujours laisser au médecin la faculté d'envoyer à l'hôpital un indigent atteint de la petite vérole.

Si l'entrée à l'hôpital n'était pas possible, si, par exemple, le malade s'y refusait, la commune devrait largement pourvoir aux besoins des varioleux

rions-nous par ce moyen empêché l'épidémie de Chelles? Ce qui est certain, c'est que cette mesure aurait été d'une application bien difficile dans des maisons où la plupart du temps il n'y avait pas même de linge pour les malades.

indigents, non-seulement durant la maladie, mais aussi pendant tout le temps que doit durer la convalescence, sinon, ces malheureux, poussés par le besoin, seront dans la nécessité de sortir trop tôt, et iront semer la contagion de tous côtés.

Les mesures les plus élémentaires de la salubrité, qui ne devraient jamais être négligées, seront plus rigoureusement observées lorsque la petite vérole aura fait son apparition dans une localité.

Le maire fera enlever avec soin les immondices des cours, veillera au balayage des rues et fera renouveler fréquemment les eaux du lavoir.

Il surveillera les écoles, s'assurera que tous les élèves sont vaccinés, et ne laissera pas aux instituteurs l'initiative d'une mesure qui le regarde.

Si, malgré tous ces louables efforts, la petite vérole prend une allure envahissante, il n'y a pas à différer, il convient d'en instruire au plus tôt l'administration, afin qu'elle avise aux mesures ultérieures.

4° L'administration enverra aussitôt le médecin des épidémies pour juger de l'état des choses.

Celui-ci trouvera le foyer encore peu étendu, probablement circonscrit à un seul groupe de maisons.

Son rapport fera connaître s'il est encore permis de temporiser, et s'il suffit encore d'engager officieusement les personnes les plus exposées à se faire revacciner sans retard.

Mais, si déjà la contagion s'est répandue dans différents quartiers, si surtout le nombre des varioleux est déjà considérable, il ne convient plus de laisser les gens s'endormir dans une sécurité funeste.

Il n'y a plus un seul instant à perdre.

Il faut agir ouvertement, recourir aux moyens de publicité en usage dans la commune, pour informer les personnes du danger qui les menace, et en même temps du préservatif infaillible qu'elles trouveront dans la vaccine.

S'il se produisait quelques insuccès apparents, on se garderait bien de les faire remarquer.

Tous ceux dont la vaccine remonte à plus de dix ans, devront, au plus vite, recourir à une deuxième inoculation.

Si cette revaccination était générale, nous prouverons, tout à l'heure, par des chiffres, que dix jours après, il n'y aurait plus une seule nouvelle petite-vérole dans la localité.

Mais en supposant (ce qui arrivera trop souvent), que l'on n'ait pu triompher de l'ignorance et du préjugé, en supposant que, malgré tous les conseils et les bons avis donnés, la petite vérole suive toujours sa marche envahissante, l'Administration sera tenue, jour par jour, au courant de l'épidémie.

On lui dira la vérité.

Il n'y aura pas lieu, pour échapper à un reproche

d'incurie, de lui cacher ni le nombre des malades ni celui des morts.

Il n'y aura pas lieu, non plus, d'imputer la mort des varioleux à d'autres causes qu'à la petite vérole.

On ne dira pas :

Celui-ci avait reçu un coup; celui-là avait le corps brûlé par l'eau-de-vie ; un tel est mort parce qu'il a été mal soigné ; tel autre, parce qu'on lui a posé des sangsues, etc.....

Tout cela, pitoyables ressources !

Tout cela, genre d'habileté qui ne trompe personne et qui ressemble singulièrement à une infamie !

L'administration aura déjà pris toutes les mesures que la prudence lui aura suggérées.

Elle informera le maire qu'il convient de faire inhumer, sans attendre les délais ordinaires, les personnes mortes dans une période avancée de la maladie.

Elle préviendra également l'autorité militaire en temps utile, si celle-ci avait des mutations à opérer, afin que les troupes ne viennent pas séjourner au milieu d'un foyer contagieux.

L'ignorance où se trouvait l'administration qu'une épidémie sévissait à Chelles, aurait infailliblement infecté le régiment des Guides de passage à Chelles, le 1er octobre, si ce régiment ne s'était trouvé dans les meilleures conditions possibles d'immunité.

Ce régiment vient de traverser une épidémie semblable dans le lieu de sa dernière garnison.

5° Les directeurs d'institutions, les chefs d'usine et en général tous ceux qui président à une réunion d'individus, ne doivent jamais oublier qu'un certificat de médecin est de rigueur pour préciser à quel moment un varioleux cesse d'être dangereux aux autres.

L'oubli de cette mesure pourra amener d'affreux malheurs que n'auront point à se reprocher ceux qui se seront retranchés derrière cette simple mais bien sage précaution.

Pour finir il nous reste à compter nos malades et nos morts et aussi à donner le chiffre exact de nos vaccinations et des prétendus insuccès qui ont été signalés.

Ce sera l'objet d'un cinquième et dernier chapitre.

CHAPITRE V

ÉNUMÉRATION DES MALADES, DES MORTS ET DES VACCINATIONS

En commençant nous avons annoncé qu'il· n'y avait pas eu moins de 700 petites véroles durant le cours de cette rapide épidémie.

Voici comment nous arrivons à ce chiffre, bien que nos observations personnelles ne portent que sur 517 malades :

1º Petites véroles observées par nous.................... 517

2º Trois confrères qui font également de la médecine à Chelles, ayant perdu 3 malades alors que nous en avons perdu 17, auront visité le sixième de 517.................. 86

3º De plus nous savons qu'un sixième de nos clients ne nous ont pas appelé parce que la maladie était bénigne et d'un traitement bien connu.

Si donc nous supposons que le sixième de la totalité des malades visités n'aura vu aucun médecin.

517 + 86 = 603, dont le sixième.................... 100

Total............ 703

Comparant ce chiffre 703 à la population 2,000,

$$703 : 2,000 = 1 : 3$$

On peut dire :
L'épidémie a frappé approximativement le tiers de la population.

Chez nos malades 83 fois la cicatrice vaccinale a manqué; 434 fois nous l'avons rencontrée, ci........	83	434
Elle aura manqué aux confrères dans la même proportion..	14	72
Elle n'aura jamais manqué chez les malades non-visités	0	100
	97	606

C'est donc approximativement 97 non vaccinés que la petite vérole a frappés contre 606 ayant été ou vaccinés ou atteints d'une petite vérole ancienne.

Cette récidive de la petite vérole s'est présentée sept fois à notre observation sur nos 517 malades visités.

Une de ces récidives a même été suivie de mort.

$$97 : 606 = 1 : 6$$

On peut dire encore :
Une fois sur sept la petite vérole a frappé sur des sujets non vaccinés.

˙Voici, par rapport aux âges, le tableau de nos 517 observations :

Depuis la naissance,	0 an,	jusqu'à	5 ans	35
—	5	—	10	46
—	10	—	15	64
—	15	—	20	89
—	20	—	25	65
—	25	—	30	51
—	30	—	35	48
—	35	—	40	37
—	40	—	45	32
—	45	—	50	21
—	50	—	55	13
—	55	—	60	6
—	60	—	65	5
—	65	—	70	4
—	70	—	75	1
—	75	—	80	0
—	80	—	85	0
—	85	—	90	0
				517

On peut remarquer que c'est dans la période de dix à trente ans qu'il s'est présenté le plus grand nombre d'observations de petite vérole.

Voici maintenant le chiffre de la mortalité causée par l'épidémie :

Mentionnons d'abord six fausses couches arrivées à diverses époques de la grossesse.

Aucun de ces fœtus n'avait un développement en rapport avec le terme de la grossesse.

De 2 à 3 mois 2

3   4   1

4   5   2

5   6   1
___

6

Ces fausses couches sont toutes arrivées de trois à cinq semaines après la guérison de la mère.

Tous ces fœtus sont venus morts.

Deux seulement à cinq et six mois nous ont présenté la pustule variolique.

Nous ne l'avons pas retrouvée chez les quatre autres soit à cause de l'état de décomposition, soit qu'elle n'existât pas.

La petite vérole a causé la mort de vingt sujets, savoir :

$$\left.\begin{array}{l} 11 \text{ adultes} \\ 9 \text{ enfants} \end{array}\right\} = 20$$

En voici l'énumération avec l'âge et le sexe, l'on verra aussi ceux qui avaient été vaccinés et ceux qui ne l'avaient pas été :

1 âgé de 1 jour non vacciné, mère atteinte.

1   —   3   —   —

2   —   10 mois   —   au sein.

1   —   18   —   petite fille.

1   —   26   —   petite fille.
___

6 *A reporter.*

```
 6  Report.
 2  —  3 ans non vacciné, petit garçon.
 1  —  5        —        petit garçon.
 1  — 16        —        sexe féminin.
*1  — 22        —        sexe féminin.
 1  — 24        —        sexe masculin.
*1  — 25        —        sexe masculin.
 1  — 26  vaccinée, femme en couche.
 1  — 40  vacciné, sexe masculin.
 1  — 44  vacciné, sexe masculin.
 1  — 46  vacciné, sexe masculin.
 1  — 56  vaccinée, sexe féminin.
 1  — 67  petite vérole ancienne, sexe masculin.
 1  — 72  vaccinée, sexe féminin.
———
20
```

Ceux marqués du signe * ne font pas partie de nos observations personnelles : ils ont été soignés par nos confrères.

Veut-on maintenant de ce tableau tirer quelques conclusions bien faciles :

Comparant le chiffre 20, nombre des morts, avec 2,000, chiffre de la population,

$$\text{On a le rapport } 20 : 2{,}000 = 1 : 100$$

et l'on dira : 1° *La mortalité a été du centième de la population.*

Comparant le chiffre 20 nombre des morts avec le chiffre 703, nombre approximatif de la totalité des petites véroles,

$$\text{On a le rapport } 20 : 703 = 1 : 35$$

et l'on dira : 2° *La mortalité a été approximative-*
ment du trente-cinquième de la totalité des sujets at-
teints.

En raisonnant seulement sur le nombre des malades visités et ne tenant compte que de nos propres
observations ;

Comparant le chiffre 17, nos pertes, avec le chiffre
517, nombre des malades que nous avons nous-
même visités,

On a le rapport $17 : 517 = 1 : 30$

et l'on dira : 3° *La mortalité a été du trentième pour*
les malades visités.

Ce résultat ne laisse pas que d'être encore assez
heureux. Il ne faudrait pas oublier pourtant que
nous faisons entrer en ligne de compte toutes nos
observations, que la maladie ait été grave ou bénigne,
et hâtons-nous de dire que nous n'avons rencontré
aucun cas de mort dans les formes modifiées dites
varioloïde, varicelle, etc., etc., aucun cas de mort
non plus dans les varioles discrètes.

Toutes nos observations avec issue funeste appartiennent à des varioles confluentes. La mort arrivait
à l'une ou à l'autre des quatre périodes de la maladie. Mais toutes ces considérations seront mieux à
leur place dans une deuxième partie, et nous aurons
alors d'autres rapports à établir sur les diverses formes de la petite vérole, etc., etc.

Qu'il nous suffise pour le moment de faire encore
ressortir la mortalité comparée chez les vaccinés et
chez ceux qui ne l'étaient pas.

On a précédemment trouvé approximativement
pour 703 malades 97 non vaccinés ; et 606 vaccinés
ou atteints d'une petite vérole antérieure.

On voit au tableau de la mortalité due à la petite
vérole que sur 20 décès 13 appartiennent à des sujets
non vaccinés et 7 à des vaccinés ou à d'anciens varioleux.

On a donc le double rapport
$$\left\{ \begin{array}{l} 13 \ : \ 97 = 1 \ : \ 7. \\ 7 \ : \ 606 = 1 \ : \ 86. \end{array} \right.$$

On dira donc approximativement : 4° *Tandis que
la mortalité était de 1 pour 7 chez ceux qui n'avaient
jamais été vaccinés, elle n'était plus que de 1 pour 86
chez ceux qui avaient été vaccinés ou atteints d'une
petite vérole ancienne.*

Conviendrait-il mieux de raisonner exclusivement
sur les faits qui nous sont propres ?

On a vu précédemment que sur cinq cent dix-
sept observations quatre-vingt-trois fois la cicatrice
vaccinale avait manqué, quatre cent trente-quatre
fois nous l'avions trouvée elle ou la cicatrice d'une
variole antérieure.

On voit au tableau de la mortalité que parmi les
17 décès qui font partie de nos observations, 10 appartiennent à des sujets n'ayant jamais été vacci-

nés, 7 à des sujets ou vaccinés ou atteints d'une variole ancienne.

$$\text{D'où le double rapport} \begin{cases} 10 : 83 = 1 : 8 \\ 7 : 434 = 1 : 62 \end{cases}$$

On dira alors : 5° *Tandis que la mortalité était de
1 pour 8 chez nos malades non vaccinés, elle était seulement de 1 pour 62 lorque nous trouvions la cicatrice
vaccinale ou variolique.*

Enfin nous avons promis de montrer par des chiffres combien était immérité le reproche adressé à la
vaccine de produire la petite vérole.

Si cette malheureuse idée était la propriété exclu-
sive de certaines personnes étrangères à la médecine
que nous connaissons, nous ne leur ferions certes pas
l'honneur d'une réfutation ; mais nous savons qu'il
existe encore des médecins peu partisans de la vaccine pratiquée durant le cours d'une épidémie.

Il est donc utile de faire connaître les résultats
différentiels que nous avons obtenus en vaccinant :
1° des personnes placées il est vrai au milieu de
l'épidémie, mais pourtant dans les conditions communes à tous ; 2° celles qui se sont trouvées plus
immédiatement placées dans le centre même du
foyer et qui cohabitant avec des varioleux offraient
plus de probabilités d'être déjà atteintes lorsque
nous les vaccinions.

Il est bien entendu que nous ne raisonnerons ici que sur nos observations personnelles. Mais d'abord faisons connaître le chiffre de nos vaccinations :

Durant le cours de l'épidémie nous avons vacciné :

1º A domicile et dans les maisons où se trouvaient déjà des petites véroles, c'est-à-dire dans les conditions les moins favorables...   208

2º Publiquement et dans les conditions communes à tous, c'est-à-dire avec des chances plus favorables.............   656

Total...........   864

Or, parmi ces 864 individus, 19 seulement ont été atteints de la petite vérole.

C'est le rapport $19 : 864 = 1 : 45$.

C'est loin du chiffre que nous avons indiqué dans l'une de nos propositions précédentes lorsque nous avons montré que cette épidémie avait frappé le tiers de la population en général.

Ce n'est pas tout :

Nous avons divisé nos vaccinations en deux catégories, il faut dire le nombre d'insuccès observés respectivement dans chacune d'elles.

1º 208 vaccinations à domicile 11 insuccès.

2º 656 vaccinations publiques 8 insuccès.

D'où le double rapport $\begin{cases} 11 : 208 = 1 : 19. \\ 8 : 656 = 1 : 82. \end{cases}$

Un insuccès pour 82 réussites lorsque les chances étaient moins défavorables, 19 réussites pour 1 insuccès lorsque les chances étaient plus défavorables.

Dira-t-on encore que vacciner au milieu d'une épidémie n'est pas d'une sage pratique !...

Faut-il ajouter que dans tous ces insuccès seize fois la petite vérole a été peu dangereuse.

La fièvre secondaire manquait même généralement, quoique cette petite vérole frappât un individu vacciné pour la première fois quelques jours auparavant. C'était, comme on le voit, déjà un bien grand succès même dans un échec.

Il faut bien avouer pourtant qu'il y a eu un cas funeste et deux autres très-graves; mais dans ces trois cas on pouvait déjà affirmer *à priori* que la vaccine arrivait trop tard pour avoir quelque chance de réussir.

A quel moment précis la vaccine acquiert-elle sa vertu préservatrice ?

Voici la réponse des faits :

Dans les 19 insuccès que nous avons rencontrés six fois la petite vérole s'est déclarée avant le 3ᵉ jour de l'inoculation.

Neuf fois du 3ᵉ au 8ᵉ jour.

Quatre fois du 8ᵉ au 10ᵉ jour.

Aucune petite vérole ne s'est plus produite chez aucun de nos vaccinés lorsqu'ils ont pu atteindre sans accident le 10ᵉ jour de l'inoculation.

FIN DE LA PREMIÈRE PARTIE

SOMMAIRE DES CHAPITRES

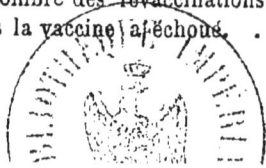

www.ingramcontent.com/pod-product-compliance
Lightning Source LLC
Chambersburg PA
CBHW070919210326
41521CB00010B/2247